AF402707

RÉVÉLATION

SUR

QUELQUES VÉRITÉS UTILES ET PRATIQUES

SOUS

LE RAPPORT DES CAUSES ET DES EFFETS
DE CERTAINES ÉPIDÉMIES (CHOLÉRA) ET AUTRES CALAMITÉS

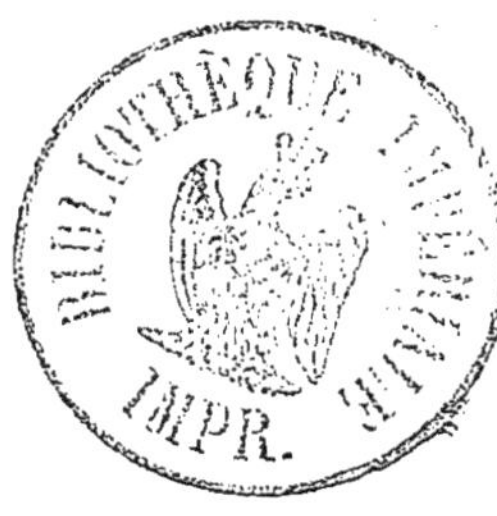

Pourquoi, depuis 1831, ces sortes de calamités qui nous étaient jusqu'alors presque inconnues viennent-elles périodiquement depuis nous effrayer et nous décimer ?

Qui les a appelées sur nous ?

Qui empêche de nous en délivrer ?

Ne peut-on pas en juger par les faits accomplis ?

Alors faire connaître le véritable état des choses, n'est-ce pas ôter à ceux, quels qu'ils soient, qui tendent à appeler, à provoquer et à étendre sur nous ces sortes de fléaux, la possibilité de faire le mal ?

N'existe-t-il pas un livre encore trop peu connu qui en révèle les mystérieux secrets ?

Quel est donc ce livre ?

Prix : 1 franc.

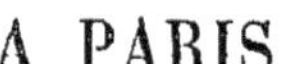

A PARIS

LIBRAIRIE DE DENTU, PALAIS-ROYAL, 13,
GALERIE VITRÉE.

1865

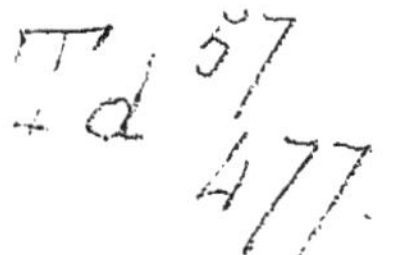

Le livre auquel renvoie cette brochure est tout à la fois un ouvrage semi-scientifique, historique et critique, aussi curieux qu'intéressant, intitulé :

Recherches pratiques sur la mortalité prématurée, ou la Vérité sur les causes et les désastres du Choléra-morbus épidémique et autres maladies, en ce qu'il peut y avoir de factice et d'exagéré.

2 vol. in-8° avec planches coloriées, 25 francs
par le docteur FREMAUX.

SE TROUVE A PARIS
Librairie DENTU, Palais-Royal, 13, Galerie vitrée.
Librairie LECLERC, rue de l'Ecole de Médecine, 14.
et autres.
1864.

Nota. Cet ouvrage ayant rencontré de nombreux obstacles et ayant été frappé d'un *veto* n'a pu être imprimé qu'à un petit nombre d'exemplaires; ce qui a dû en augmenter de beaucoup le prix de revient pour en couvrir les frais d'impression et autres.

RÉVÉLATION

SUR

QUELQUES VÉRITÉS UTILES ET PRATIQUES

Quoiqu'il me soit pénible d'entrer dans cette voie de publicité pour une question de cette nature et de cette importance pour l'humanité souffrante ; question qui devrait rester purement scientifique ; mais ne faut-il pas, parfois, obéir à la loi de la nécessité ?

S'il est vrai, que depuis longtemps, on possède en certains lieux, les éléments et les documents nécessaires pour ramener au moins en France et ailleurs, cette calamité publique et privée (le choléra) à son moindre effet possible dans ses ravages périodiques ; si dans cette question devenue inextricable, l'égoïsme personnel, ou de coterie, se trouvant en même temps juge et partie, n'a pas pu, ou n'a pas voulu jusqu'ici résoudre cette question à ce point de vue, évidemment le plus favorable aux intérêts de l'humanité ; alors il faut bien pour en finir, puisque la lumière ne vient pas d'où elle devrait se faire, se répandre et rayonner, en appeler à l'opinion publique, qui étant mieux éclairée elle-même sur cet état de choses, peut à son tour en devenir juge, du moins, si elle le veut ; sinon, l'humanité souffrante doit en rester la victime et pour y remédier cela étant devenu pour qui de droit, une spéculation sur la santé et sur la vie humaine comme toute autre spéculation licite.

Néanmoins nous pensons, que ceux qui possèdent, que ceux qui sont liés par des affections, ou qui ont des motifs pour craindre de mourir trop tôt, ne partageront, peut-être pas, leur opinion, car ils auraient trop à y perdre.

Quoi qu'il en soit, comme dans l'état social, la mort doit rapporter plus ou moins à qui de droit, il arrive que quand la question d'argent l'emporte beaucoup trop sur la puissance morale, alors on remarque que la mortalité prématurée s'augmente proportionnellement, toutes choses égales d'ailleurs ; car elle devient aussi un besoin à satisfaire. Or, quand ce besoin dépasse certaines limites, cette tendance à détruire l'équilibre naturel et providentiel établi dans l'ordre et les lois de la création, ne mène-t-elle pas au désordre, à la confusion, à des embarras et à des catastrophes, parce qu'on ne se trouve pas dans le vrai? Être, et rester dans le vrai, tel est donc pour nous le véritable progrès!

Car Dieu étant infaillible, ne pouvait pas se tromper dans ses œuvres, et dans les lois qu'il a établies pour leur accomplissement, leur conservation et leur renouvellement temporel ou perpétuel sous tous les rapports : moral, intellectuel, physique, chimique et autres, où dans l'œuvre de la création tout doit être en rapport, et où tout défaut d'équilibre et d'harmonie doit produire le désordre, la confusion, la mort ou la destruction qui précède le retour aux éléments primitifs dans les choses créées?

L'homme possédant une double nature, le mobile de ses actions n'est-il pas d'une part : l'égoïsme, la soif de l'or et des jouissances terrestres; de l'autre, la morale et la charité, qui en constituent les deux pôles antagonistes?

Quoi qu'il en soit, des recherches et des expériences consciencieuses ayant été faites collectivement à Paris par quelques praticiens désintéressés et dévoués à l'humanité souffrante, afin d'arriver, s'il était possible, à la vérité pratique, dans l'état de confusion où l'on se trouvait surtout en 1832, en présence d'un fléau qui nous frappant pour la première fois, devait naturellement répandre partout l'épouvante et l'effroi; et par suite, le désordre et la confusion. (Voir page 300 et suivantes, ouvrage cité.)

Ces recherches ont eu lieu principalement dans un des 12 arrondissements de Paris, en 1832, en 1849, en 1853 et 1854; mais comme, dans l'épidémie de 1832, nous nous trouvions surtout en position exceptionnelle pour cela, elles ont pu être faites alors le scalpel et les preuves en main et avec ensemble; elles devenaient donc alors trop positives pour être favorablement accueillies partout, au milieu de la lutte des prétentions et des intérêts contraires, qui d'ailleurs ne pouvant pas parvenir à s'entendre, ne devaient rien produire de véritablement utile et pratique, ni pouvoir résoudre une question de cette nature : n'est-ce pas ce qui est arrivé?

Tandis que les documents plus positifs résultats de ces recherches, qui constataient et analysaient impartialement les faits dans leur accomplissement, devaient nécessairement alors révéler le véritable état des choses, dans la localité, dans son ensemble, et y jeter quelque lumière. (Voir chapitres II, VI, VII, XIII et XIV, pages 41 à 53, 136 à 156, 234 à 292, 293, v. chapitre XXIV, page 857 et suivantes).

Néanmoins lesdites recherches à cause de l'état de confusion dans lequel on se trouvait en 1832, comme en 1849, n'ont pu être achevées qu'en 1854 après la 3e épidémie, parce que l'expérience comparative et décisive, que nous avions déjà reconnue nécessaire en 1832 pour trancher la question et la résoudre au profit de l'humanité, si nous étions réellement dans le vrai, n'avait pu être faite qu'à cette époque dans les conditions voulues pour cela; c'est-à-dire, au milieu du foyer épidémique et pendant toute la durée officiellement reconnue du fléau dans la localité : expérience qui, selon nous, pouvait seule permettre de résoudre, au moins pour Paris, cette inextricable question d'une manière positive et pratique, en réduisant tout à sa juste valeur ; *le bien comme le mal.*

C'est alors dans la 3e épidémie, que cette expérience pratique a eu lieu dans ladite localité sur 1225 malades, des deux sexes, de tout âge, de toute condition, les accouchements compris : malades pris au hasard, tels qu'ils se sont présentés et qui ont été traités à domicile d'après les principes et au point de vue exposés dans ledit ouvrage. (Voir la préface et le chapitre XV, page 357, et suivantes.) Et comme si le choléra ou autre épidémie n'avait pas existé dans la localité : traitant alors les maladies pour ce qu'elles étaient réellement et non grossies, ou exagérées par la peur, par la choléromanie, etc., mais en prenant, toutefois, les précautions voulues contre l'influence épidémique.

En voici les résultats (les preuves en main) : Sur ces 1225 malades, il y en a eu 1213 affectés de maladies diverses, aiguës ou chroniques, autres que le choléra, et 12 seulement atteints de ce dernier, qu'il n'a pas été possible de faire avorter, ou de modifier; et qui ont dû être traités d'après ces principes comme cholériques : c'est-à-dire, 1 sur 100 malades.

Sur ces 1225 malades, il y a eu 54 morts de maladies diverses, aiguës ou chroniques, et dont les causes présumées de la mort, d'après les antécédents et les symptômes, l'autopsie n'ayant pas été faite, ont été indiquées, pour chacun d'eux en particulier, et dont 6 seulement sont morts du choléra, ce qui fait un mort du choléra sur 200 malades atteints de maladies diverses, ou un mort du choléra et 9 décès par d'autres maladies sur 10 morts et un mort du choléra sur deux cholériques.

Or, en 1853 et en 1854, les causes générales et les plus aggravantes, désignées dans ledit ouvrage, étant reconnues et écartées, et les causes plus particulières autant que possible évitées en ce qu'elles peuvent avoir selon nous d'erroné, de factice, ou d'exagéré, on voit que ce fléau est naturellement alors réduit à sa juste valeur, à peu de chose, et on peut en répéter l'expérience à l'occasion, mais dans les mêmes conditions pour obtenir les mêmes résultats (voir chap. XXVI, XXVII, et XXVIII, pages 769, 791 et 841 et suivantes).

Voilà donc ce que prouvent incontestablement pour les gens de bonne foi et de bon sens, les faits accomplis dans les trois épidémies précitées pour le chiffre des cholériques. Et pour celui des morts, du moins à Paris (1); et ensuite ce que prouvent également les résultats pratiques qui ont pu être obtenus, comme nous l'avons dit en 1853 et en 1854 dans le foyer épidémique même, et pendant toute sa durée officiellement constatée dans la localité; en agissant d'après les principes et au point de vue exposés dans ledit ouvrage, qui représente et résume ces recherches, et dans leur ensemble, depuis le commencement en 1832 et qu'on nous a fait l'honneur de qualifier *de doctrine controversée*. Quoi qu'il en soit, par cette doctrine nous n'avons jamais eu la prétention de sauver les gens malgré eux, mais d'obtenir ce qu'il était possible.

Quoi qu'on dise et qu'on fasse, notre chef, le baron Desgenettes trouvant en 1832 aux Invalides et aux environs (voir pages 250 à 287) l'occasion de continuer ses travaux sur la peste d'Egypte qu'il avait vue sur les lieux, et d'y

(1) En effet : dans lesdites localités en 1832 comme en 1849, le nombre des morts a dépassé deux mille à chaque fois, les causes les plus aggravantes ayant fait défaut. En 1853 et 1854 il n'a été que de 844 morts du choléra, on voit donc la différence.

comparer le choléra de 1832, et comme j'étais spécialement attaché à son service sous le double rapport militaire et civil, j'avais suivi fidèlement ses instructions; or, en nous faisant faire ces recherches et à ce point de vue, *il avait donc raison;* et alors, de tels documents recueillis ne doivent pas être perdus pour l'avenir, en dépit des intérêts contraires et autres mauvaises passions, qui ne pouvant les adopter, car en adoptant le principe, ne faut-il pas en adopter aussi les conséquences; elles tendent donc alors à les anéantir ou à les étouffer, ne pouvant les combattre loyalement et victorieusement; vu la puissance et on pourrait même dire, la brutalité des faits accomplis, laissant en dehors la question des personnes bien entendu.

Et si l'on pousse actuellement l'examen plus loin, en exceptant, toutefois, les années 1832 et 1849, on remarque; et c'est ce qui vient naturellement confirmer cette vérité pratique, que ce chiffre des morts de 4 1|2 pour 100 malades traités en 1853 et 1854 à domicile, dans les mêmes lieux, dans les mêmes conditions, sur la même population, d'après les mêmes principes, et à ce point de vue, est précisément la moyenne de la mortalité que nous y avons eue depuis 1829, puisque d'après les notes et documents qui en sont restés, elle y a varié de 4 à 5 pour 100 malades, et dont la moyenne est alors de 4 1|2 pour 100 : proportion d'ailleurs à peu près reconnue naturelle et déjà signalée à d'autres époques ; d'ailleurs en pratiquant au même point de vue et d'après les mêmes principes, ce chiffre varie peu ; mais en est-il de même partout ? Et pourquoi ?

On voit donc, qu'en ne donnant pas lieu avant et pendant l'épidémie aux causes générales et si aggravantes d'effroi ou autres analogues, comme on l'a fait en 1832 et 1849, dans cette localité on réduit le choléra à ce qu'il y a été en 1853 et en 1854; et en évitant de plus, autant que possible, les autres causes d'effroi, de confusion, etc., on peut le ramener, comme nous l'avons vu, à son minimum d'effet; on voit donc par là, le peu d'effet produit alors par le choléra, ou à son occasion, sur la mortalité ordinaire, quand on peut le réduire à son minimum, et par conséquent il en est de la maladie comme de l'effroi qu'elle produit, et il en est de même d'ailleurs pour les autres maladies, on a beau le nier les faits sont là qui constatent cette vérité pratique.

N'est-ce pas là, *le véritable remède raisonnablement possible* à opposer à cette calamité; néanmoins, il y a cependant à tenir compte des causes et de la nature des maladies, du plus grand nombre des vieillards, des jeunes enfants, d'infirmes, de maladies chroniques avancées, de la réunion ou de l'encombrement des malades dans les lieux ou établissements, etc., et autres circonstances qui peuvent sensiblement modifier le chiffre des morts et rendre les conditions locales, plus ou moins favorables, ou défavorables, comme le prouve d'ailleurs l'expérience pratique.

Car, selon nous, la mesure de l'habileté du praticien doit se prendre, toutes choses égales d'ailleurs, non pas comme on le fait souvent sur sa prétendue renommée, sur son charlatanisme, son imposture, son éclat, son savoir faire; mais bien sur le plus grand nombre de guérisons réelles, et sur le plus petit nombre de morts obtenus sur un nombre donné de malades. Là, pas d'illusion, car on est alors dans le vrai. Le niveau de l'habileté médicale serait-il donc abaissé en France? Et pourquoi?

Nous devons dire aussi (Voir chap. XLII et suivants, page 1233), qu'en faisant, quand on le peut, et comme on l'a quelquefois fait, avorter les maladies, en les réduisant à leur minimum possible, si cette pratique, ou cette conduite du praticien, est charitable et consciencieuse, si elle donne, toutes choses égales d'ailleurs, une mortalité moindre; n'est-elle pas vue parfois, en certains lieux, d'un fort mauvais œil, et blâmée comme étant d'un très-mauvais exemple? car elle ne mène pas à la fortune, comme le charlatanisme. Et comme elle ne sourit pas à certains intérêts, qu'elle les blesse au contraire, celui qui s'y livre et y persévère ne doit-il pas s'attendre à rencontrer sur sa route bien des vicissitudes, des obstacles, des embarras pour que cela ne devienne pas de mode?

En effet, n'est-ce pas ce qui est arrivé à ce livre, qui résumant ces recherches et les principes d'une autre époque, tend à dévoiler et à faire connaître le véritable état des choses, à donner en général les moyens d'arriver naturellement à une mortalité prématurée moindre; c'est-à-dire, à ce qu'elle doit être, quand on est, et qu'on reste dans le vrai, quel que soit d'ailleurs le mode et les moyens de traitement employés (Voir chap. XXXVI, page 1015), parce qu'on peut alors éviter ce qu'il peut y avoir dans cette mortalité de factice, d'exagéré, d'accidentel ou d'anormal, etc., et qu'on peut l'empêcher quand il y a lieu; n'est-ce pas là ce qui augmente le chiffre des morts? et que dans bien des circonstances, il est possible de réduire plus ou moins par la puissance de l'art, lorsqu'elle est bien comprise, pour en atteindre la limite voulue et sans la dépasser; car, dans la nature, tout n'a-t-il pas ses limites et ses lois naturelles qu'il faut savoir reconnaître et respecter, pour n'avoir pas de déceptions? Ce qu'il faut savoir comprendre, car on ne fait pas de miracles, mais ce qu'il est possible.

Par exemple : pour le choléra épidémique, qui nous revient actuellement d'une manière périodique depuis 1832, ce qu'il ne faisait pas avant, du moins à notre époque, il n'a pourtant pas sa raison d'être en France et ailleurs, sous cette forme ; car il n'y trouve pas naturellement sa cause spéciale, indigène, contagieuse, et de même nature, comme peut le trouver la peste, la fièvre jaune, le choléra et ses analogues, en Orient, en Egypte, dans l'Inde, en Amérique, etc. (Voir les chapitres XVI, XVII, XVIII, XIX, XX, XXI et XXII, pages 372, 404, 442, 469, 501, 539, 606 et suivantes.)

Or, si cette cause spéciale n'existait pas alors naturellement en France, il a donc fallu l'y appeler, la provoquer d'abord *par l'effroi*, qu'on y a répandu, qui y a longuement et peu à peu préparé les individus comme les populations; de là, leur prédisposition acquise pour le choléra plutôt que pour une autre maladie (Voir ch. XXV, pages 739 et 756 et suivantes).

Et cela, en raison même de la nature et du mode spécial de propagation et de reproduction du choléra, et en attendant qu'il se présente une occasion favorable; c'est-à-dire, qu'il survienne une cause déterminante quelconque (Voir chap. XIII, XIV, XV, XVI, XVII et XXV, pages 273, 293, 372, 404, 756 et suivantes).

Car, nous n'avions vu ordinairement en France, à notre époque, que des diminutifs de ces sortes de fléaux endémiques, ou épidémiques: c'est-à-dire, se présentant sous forme de dyssenterie, de typhus, de fièvre typhoïde, paludéenne, d'hôpital, puerpérale, pernicieuse et ses analogues ou d'affections éruptives, érysipélateuses, bubons, charbons, etc. (Voir chap. XXI, pages 539 et suivantes), et dont on connaît assez bien, en général, les symptômes, et les causes qui y préparent et qui leur donnent souvent lieu endémiquement, ou épidémiquement; c'est-à-dire, qui prédisposent alors à une plus grande mortalité prématurée dans les localités atteintes par ces maladies; car plus il y a de malades en danger, plus le nombre de morts doit augmenter aussi proportionnellement.

On sait aussi, par expérience, les effets que ces maladies redoutables produisent par la frayeur qu'elles causent, partout où elles deviennent endémiques, ou épidémiques (Voir chap. XXV, page 739, etc., et chap. XXVIII, page 526 et suivantes).

On voit donc par là, l'enchaînement des faits à leurs divers degrés, ce qui mérite bien, selon nous, d'être pris en sérieuse considération, par qui de droit, au lieu d'être rejeté, repoussé, tué, et enterré, comme on l'a fait, sous le poids du ridicule, de l'indifférence, ou étouffé par les intérêts contraires ou par les mauvaises passions, qui ayant besoin de ces sortes de calamités et qui alors ne voulant pas de ce remède-là : c'est-à-dire le faire avorter, cachent la vérité sur l'état réel des choses, par la raison du plus fort, pour avoir raison, quand même, et y faire leurs affaires.

Enfin, n'a-t-on pas parfois tout confondu : peste, choléra, typhus, empoisonnements, cholérine, prédisposition et autres maladies? Qu'en est-il résulté? (Voir chap. XXIII, XXVIII, XXX, etc., pages 639, 826, 841, 849, 886, 891, 899 et suivantes.)

Or, il s'ensuit, dans cette bouteille à l'encre, dans ce chaos, dans cet état de confusion, que tous : *Contagionnistes, non contagionnistes, et autres,* peuvent également avoir tort, ou raison, en s'appuyant sur des faits, selon les circonstances, les lieux, les temps, le moment, les cas, etc.; mais, ne fallait-il pas avant tout, débrouiller la question, constater le bien et le mal, tout réduire à sa juste valeur et être de bonne foi, pour pouvoir s'entendre et résoudre la question au profit de l'humanité souffrante; mais, comme on ne l'a pas fait, où on devait le faire. Il a bien fallu, alors, avoir la charité et le courage de dire ce qu'il en est, de dévoiler la vérité au profit de tous? C'est précisément ce que les intérêts contraires ne peuvent pas nous pardonner.

Tel est, et tel a toujours été l'objet de ces recherches, et de ce livre, œuvre de charité et de dévouement persévérant dont les mauvaises passions voudraient que personne ne pût prendre connaissance; de là le veto qu'elles y ont mis par ce qu'ils révèlent et font connaître le véritable état des choses à cet égard, ce qui a pour but d'empêcher que les mêmes malheurs ne puissent plus arriver à l'avenir au moins par ignorance, et que l'humanité souffrante n'en soit plus la victime : c'est donc d'empêcher le retour des mêmes causes, qui pourraient reproduire encore les mêmes effets, comme cela a eu lieu en 1849. Tel est notre remède, car, restant dans notre sphère nous n'avons pas à examiner cette question à un autre point de vue.

Quoi qu'il en soit, notre chef (1), en me confiant avant sa mort lesdits documents déjà alors en partie recueillis et la continuation de cette œuvre inachevée, dut me faire aussi la leçon, ne voulant pas, disait-il, connaissant les hommes et les choses, étant lui-même membre de l'Académie de médecine, de l'Institut, maire de l'arrondissement, etc. « Que ce travail original fût dénaturé, gaspillé, ou escamoté au profit de ceux qui ne respectent rien, pour s'emparer de ce qui appartient à autrui. » De là, s'explique ce qui suit :

1° Le dépôt sous pli cacheté, fait à l'académie de médecine, le 20 février 1855, des propositions telles qu'elles avaient déjà été formulées provisoirement en 1832, pour prendre date, lorsque les documents seraient complétés et si elles se trouvaient après ladite expérience confirmées; or, ce dépôt y fut reçu et placé sous le n° 62 de la 2ᵉ série.

2° Il fut remis à ladite académie, le 4 novembre 1856, un mémoire manuscrit intitulé : *Recueil de recherches pratiques sur le choléra-morbus et sur la mortalité prématurée dans le*

---

(1) Qui avait probablement pressenti ce qu'il en adviendrait en certains lieux, ou on se trouverait juge et partie : la confirmation de la fable de l'*Huître et des Plaideurs*; or, ce travail n'était-il pas déjà très-avancé et presque achevé avant qu'il fût question du legs Bréant, et avant qu'il fût annoncé? Ce n'est donc pas dans cette intention qu'il a été fait.

quartier des Invalides depuis 1830, contenant lesdites propositions déjà déposées en 1855, mais plus étendues, plus développées et en donnant la clef de ces recherches, en y joignant,
en outre, la préface et la table de l'ouvrage déjà rédigé et
encore en manuscrit, ce qui prouvait que ce travail était déjà
à peu près fait. Or, depuis 1832, jusqu'en 1860, ne possédait-
on pas à l'académie de médecine de Paris, les rapports, les
tableaux, les renseignements et tout ce qu'il était nécessaire
pour résoudre complétement la question du choléra et autres,
au point de vue exprimé précédemment; c'est-à-dire, pour
ramener ou pour réduire ce fléau à sa plus simple expression,
à son minimum de malheurs possible? car tout y avait été
envoyé, soit par nous, soit par d'autres (on en a conservé
les lettres de réception, on pourrait d'ailleurs reproduire ces
manuscrits en ayant gardé copie); mais comme de tout cela
on n'en a rien fait, que tout cela y avait été gaspillé, qu'on
ne savait même plus ce que tout cela était devenu, qu'il
était évident qu'on n'en ferait rien, que de tous ces travaux
l'humanité souffrante n'en retirerait aucun profit; c'est alors
dans cet état de choses, et pour y mettre un terme :

3° Que les dix premiers chapitres dudit ouvrage furent
imprimés en 1860, en deux livraisons, intitulées : *La vérité sur le choléra-morbus, etc.*, où, dans les cinq premiers
chapitres etc., lesdites propositions sont à peu près reproduites sous une autre forme : d'examen préliminaire, etc.,
(voir page 19 à 95), le reste des dix chapitres, n'est-il pas le
commencement des preuves et de l'état des choses? Ce qui
fut alors envoyé à la dite académie avec la demande de l'ouverture dudit pli cacheté, déposé en 1855, et avec le rappel
dudit mémoire manuscrit de 1856; et c'est ce qui a eu lieu
dans la séance du 12 novembre 1860. *Indè iræ*; car ce qu'on
n'y avait pas fait, ce qu'on aurait voulu faire autrement pour
en avoir l'initiative, se trouvait déjà fait, et devenu incon-
testable. Le baron Desgenettes avait donc raison, on le sentait
bien, mais on ne voulait pas l'avouer, etc., on le comprend,
il fallut donc étouffer alors ce travail à tout prix.

Or, d'après ce qui s'est passé, les 3e et 4e livraisons sous
le même titre, n'ont pu être imprimées qu'en 1863, et bientôt
après le fut le reste du 1er volume, alors sous le titre de :
Recherches pratiques sur la mortalité prématurée ou la vérité

*sur les causes et les désastres du choléra épidémique et autres
maladies, etc.* Et bientôt après le deuxième volume parut.

D'ailleurs que ce soit par amour-propre, par intérêts bles-
sés ou autrement, comment, depuis son début, la publication
de ce travail pratique, sérieux, consciencieux, de cette nature
et de cette importance pour l'humanité, où tout est basé sur
des faits accomplis, le bien comme le mal; travail collectif
de près de 40 années, reposant sur l'observation de plus de
30 mille malades, et dont les noms, les adresses, les notes,
etc. ont été souvent conservés et se trouvent encore dans
nos archives, a-t-elle été reçue et traitée en certains lieux,
d'où précisément l'humanité souffrante et le public qui en attend son salut en présence de ces redoutables fléaux qui nous
menacent; et où pour y avoir raison quand même, il a fallu
à tout prix, tuer ce travail, l'enterrer à sa naissance et mettre l'auteur dans l'impossibilité de le continuer, *en frappant
son livre, du plus rigoureux veto*, suivi des plus sourdes et des
plus malveillantes manœuvres pour opérer sa ruine, etc. Et
cependant, tout cela n'a pas empêché son livre de voir le
jour; quoique ces mauvaises passions l'aient alors bien mu-
tilé, pour le dénaturer, pour qu'il ne puisse être connu, ap-
précié, et faire librement son chemin; et pourquoi?

Renfermerait-il donc des vérités dont les mauvaises passions paraissent avoir bien du souci, ou qu'elles auraient
besoin de cacher? Tristes fruits d'une absence complète
de foi, il faut bien en convenir en présence des faits.

En effet: dans une question de cette nature, en présence
des faits accomplis: par exemple, d'une mortalité par le
choléra, pour Paris seulement non compris sa banlieue (chif-
fres officiels) n'a-t-elle pas été en 1832 de 18,402 et en 1849
de 15,290 individus? mortalité si grande, si on la compare
à celle d'autres pays ou localités et même à celle de 1853
et 1854 dans les mêmes lieux où, à cette époque, les causes
les plus aggravantes et d'effroi ont dû y faire défaut; et
alors en abaisser tant le chiffre comme on l'a vu plus haut,
et quand surtout il y a à examiner un travail de cette importance, où il s'agit de conjurer un fléau si redoutable qui
paraît depuis 1832 devoir prendre l'habitude de reparaître
chez nous d'une manière périodique, et quand les faits constatent, qu'il est possible de le faire avorter à son début, ou

de le réduire à sa plus simple expression, à son minimum
de désastres ; et qu'on le prouve, cela ne mérite-t-il pas la
peine d'être pris en sérieuse considération par qui de droit,
quand le choléra ou ses analogues, sous une forme, ou sous
une autre, peut tôt ou tard nous revenir encore? Le legs
Bréant ne serait-il pas devenu un leurre, si ceux qui tiennent
la clef de la caisse ne consentent à ne l'ouvrir que pour
eux seuls?

Aussi, quand on s'occupe sérieusement et de bonne foi,
de cet état de choses anormal, n'est-on pas souvent étonné
du peu d'intérêt, de l'indifférence, du peu de sympathie
qu'on rencontre en certains lieux, pour ce qui tend à la
conservation de la santé et de la vie humaines? Et pourquoi?

Or, lesdites propositions déjà formulées provisoirement
en 1832, et dont le texte seulement a été déposé en 1855, et
les mêmes propositions, plus étendues, plus développées qui
y furent envoyées en 1856, ne faisaient-elles pas connaître
déjà, en s'appuyant sur les faits accomplis et des documents
incontestables, le véritable état des choses et la principale
cause de cette effrayante mortalité? Et alors le remède qui
s'y trouvait aussi tout naturellement indiqué (voir chapitre
XIII et XV, pages 256 et 357 et chapitre XXVIII, page 830 et
suivantes) : *sublatâ causâ tollitur effectus!* Qu'a-t-on fait de
ces dépôts et de ces documents manuscrits? *N'en a-t-on
pas ri* en 1860 comme en 1832? (Voir chapitre IV,
page 81.)

Et si on compare cela, à ce qu'il s'y passait ordinairement
sous le rapport des remèdes secrets, etc., de ce fléau de l'é-
poque, qui, en général, étaient beaucoup mieux accueillis,
et dont le scandaleux abus a dû faire mettre naguère une
sourdine à leur trop facile admission, on ne sait, ma foi, plus
que penser de cet état de choses. (Voir chap. XXIII, p. 653
et suivantes).

Évidemment, l'académie impériale de médecine a dû être
trompée par qui de droit, elle n'a pu avoir réellement connaissance, ni de l'ensemble des propositions déposées sous
pli cacheté en 1855, ni du mémoire manuscrit qui lui a été
présenté en 1856, ni de ce qui s'y est passé à cet égard, etc.,
dans l'ombre et le mystère, sous l'influence de quelques in-

térêts égoïstes, personnels ou de coteries; et malgré les occasions, la question, à ce point de vue, a-t-elle été remise sérieusement à l'ordre du jour? Et pourquoi?

Et pour qu'on puisse juger avec connaissance de cause du véritable état des choses, et du degré de bonne foi qu'on y a pu rencontrer (malheureusement nous regrettons qu'ici les faits soient inséparables de la qualité des personnes); nous allons en reproduire quelques preuves pour échantillon; car on doit comprendre qu'il y avait bien de quoi affecter péniblement et décourager un auteur dans sa bonne foi, si par ce qu'il s'était passé sous ses yeux, et par les expériences qui avaient été faites, il n'avait eu l'intime conviction qu'il était dans le vrai, du moins pour Paris, relativement au choléra, etc., et que par ce travail il rendait un véritable service au malheur et à l'humanité souffrante; de là, sa persévérance bien naturelle : est-ce un crime? Oui, aux yeux de ceux qui ne respectent rien. N'est-ce pas suivant eux une délation que de dire la vérité? Ayons donc le courage de la dire, en adviendra ce que pourra ! En attendant que l'heure de la justice providentielle sonne pour ceux qui y croient, comme pour ceux qui n'y croient pas.

Voici d'abord pour preuve la copie de la lettre d'envoi dudit mémoire manuscrit, du 3 novembre 1856, à monsieur le secrétaire perpétuel de l'académie impériale de médecine de Paris.

Monsieur le Secrétaire perpétuel,

Comme le manuscrit intitulé : *Recueil de recherches pratiques sur le choléra-morbus et sur la mortalité prématurée dans le quartier des Invalides etc.,* depuis 1830, que je me propose de publier serait trop long à lire dans ses détails, et que néanmoins je désire le soumettre au jugement de l'académie impériale de médecine avant toute publication :

J'ai l'honneur de vous remettre trois cahiers du manuscrit qui sont :

1° La préface, qui fait connaître les motifs et les circonstances dans lesquelles ces recherches ont été faites et pourquoi elles n'ont pu être jusqu'ici publiées;

2° Le résumé de l'ouvrage sous forme de proposition (cahier n° 21);

3° La table des matières, etc.

Et pour qu'il soit possible de juger de la nature et de l'utilité de ce travail long et consciencieux, je tiendrai à votre disposition les autres cahiers, si vous le désirez, mais à la condition que ceux-ci me seront rendus pour pouvoir être publiés, après y avoir fait les corrections et les modifications jugées nécessaires.

Recevez, etc.   F.

Or, les 28 propositions renfermées dans ledit manuscrit ou cahier n° 21, envoyé à l'académie en 1856, et dont le texte seulement y avait été déposé en 1855, propositions reproduites en 1860, alors sous une autre forme dans les 5 premiers chapitres de l'ouvrage imprimé (peuvent d'ailleurs être publiées telles qu'elles étaient en 1856, car nous en avons dû garder la copie) ne prouvent-elles pas, que si la question du choléra et autres analogues n'a pas encore pu être résolue dans le sens le plus favorable à l'humanité souffrante, ni ce fléau être réduit à son moindre effet possible, par la connaissance réelle et la soustraction de ses principales causes déterminantes et aggravantes ; et que si cette question qu'on a rendue inextricable, n'est pas encore beaucoup plus avancée, sous ce rapport qu'en 1832, ce n'est pas notre faute ; si le pouvant, en en ayant les documents et la clef, on n'a pas su s'entendre, si on ne l'a pas voulu ou qu'on ait rien fait, alors, que la responsabilité devant Dieu, comme devant les hommes, en retombe sur qui de droit ; en attendant que cette question puisse se résoudre par la force même des choses, par le temps, comme cela arrive tôt ou tard, pour ce qui est dans le vrai.

Car, dans la guerre acharnée que nous ont faite les mauvaises passions à cause de ces recherches et de cette publication, qu'il fallait à tout prix, selon elles, anéantir et soustraire à la connaissance du public ; ce que nous leur pardonnons volontiers, ne souhaitant nullement la perte du pécheur, mais son retour à la vérité pratique ; car n'avons-nous pas assez souvent entendu ces mauvaises passions corner à nos oreilles de tristes paroles : entre autres par exemple (quand il s'y est joint une question d'argent : le legs Bréant) « qu'un remède de cette nature ne ferait pas l'affaire, pas plus que cette doctrine, que cela ne remplirait pas notre caisse ; que ce ne pouvait être alors qu'une utopie qu'il fallait arrêter au passage, la tuer, l'enterrer ; et pour qu'il n'en soit plus question, mettre ceux qui possèdent de tels documents dans l'impossibilité de les faire valoir, s'ils persistent à vouloir avoir raison, en les ruinant et en leur en ôtant tous moyens d'y arriver. »

Rappelons donc quelques faits, qui vont en donner la preuve.

Or, voici la réponse qui fut faite au secrétaire perpétuel, en conséquence de ce qui s'est passé dans la séance académique du 12 novembre 1860, au sujet de ces recherches, de ces dépôts, et de cette publication, et qui sur le refus des journaux de médecine (qui sont sous sa dépendance, on le comprend) fut insérée dans un journal de Paris : *La Nouvelle*, le 13 décembre 1860 (*journal du soir*).

« Monsieur le Rédacteur,

» Des recherches encore inédites faites en 1832 et en 1849, n'ayant pu être complétées qu'en 1854, il avait été déposé provisoirement à cet égard un pli cacheté, le 20 février 1855 à l'académie impériale de médecine, et un mémoire manuscrit intitulé : *Recueil de recherches pratiques sur le choléra-morbus* etc., lui fut adressé le 6 novembre 1856, recueil qui fut renvoyé à une commission qui n'en a jamais fait de rapport, du moins qu'on sache.

» L'ouvrage étant actuellement en voie de publication, l'ouverture de ce pli cacheté en a été demandée et faite dans la séance académique du 12 novembre 1860 ; or, d'après ce qui s'y est passé et qui en a été rapporté par *l'Abeille médicale dans son numéro du 19 novembre courant*, une réponse publique de la part de l'auteur devenant nécessaire pour prouver que ce n'est pas sans motifs sérieux, si la question du choléra-morbus n'est pas encore aujourd'hui plus avancée sous le rapport de l'humanité souffrante, qu'en 1832 ; réponse que l'auteur vous prie de vouloir bien insérer dans un des plus prochains numéros de votre journal, et que voici :

» Serait-il vrai qu'en certains lieux, on pût avoir des motifs de craindre autant la vérité, que dans d'autres le choléra?

» Croit-on qu'en dénaturant quelques phrases pour jeter par ce moyen le ridicule sur quelques propositions sérieuses, et en provoquant la risée, pour faire croire à leur absurdité, on soit autorisé par ce stratagème à passer sous silence les autres propositions, parce qu'elles contiennent des vérités qu'on a besoin de cacher pour avoir raison?

» Cela n'est-il pas trop connu et trop usé pour qu'on puisse espérer par ce moyen soustraire à la connaissance de qui de droit, ce que peuvent faire connaître et constater une douzaine de propositions qu'on voudrait faire rejeter sans les lire et éviter par là, qu'elles pussent être prises en considération par qui de droit?

» Par exemple : ne font-elles pas connaître, que le mode de contagion du choléra a lieu spécialement par la voie des sens de la vue et de l'ouïe, et qu'il peut encore se reproduire dans certaines conditions déterminées par la mémoire, etc. ?

» Que la cause principale de la reproduction et de la propagation épidémique du choléra, est précisément *sa constatation,* surtout officielle, principalement lorsqu'on connaît déjà les funestes conséquences de ce fléau?

» Qu'il n'est pas plus impossible à la puissance humaine, suivant qu'elle est dans le vrai, ou qu'elle n'y est pas, de réduire le choléra à son minimum, de le faire avorter, en lui coupant, comme on dit, les vivres, comme on le ferait pour un incendie, que de le favoriser et de lui faire prendre son plus grand état de développement épidémique possible, etc. ?

» En effet, en le considérant comme contagieux de la même manière que les maladies contagieuses ordinaires, on tend alors à lui faire prendre son extension épidémique; tandis qu'en agissant d'après son mode de contagion spécial, on tend au contraire à le réduire à son minimum; ce qui est bien différent alors pour les résultats pratiques et pour le nombre des morts.

» Il est bien possible, que dans ces propositions provisoires l'auteur se soit mal expliqué, ou qu'on ne l'ait pas bien compris; mais ce qu'il faut qu'on sache, parce que les faits accomplis vont le constater, c'est que ce fut précisément la négation obstinée et passionnée de cette opinion, qui était basée sur les faits et ces recherches : opinion alors soutenue par le baron Desgenettes et autres, qu'a été due en partie la cause des déplorables désordres, que ce fléau, sous forme épidémique, a causés en France, et d'une multitude de malheurs qu'il a traînés à sa suite, surtout en 1849.

» Et c'est là ce qu'il s'agit aujourd'hui de mettre hors de doute, pour que la leçon du passé puisse, au moins, servir d'enseignement utile pour l'avenir, par la comparaison des résultats pratiques qu'on en obtient; *car le remède tant cherché et qu'on ne peut pas trouver, est de faire précisément le contraire de ce qui a été fait :* aveu pénible, on le comprend, en présence des faits accomplis; mais à cause de cela, faut-il y persévérer, et que l'humanité en reste toujours la victime ?

» Quoi qu'il en soit, si les uns veulent s'en tenir seulement aux mots, il en est d'autres qui préfèrent les choses : les opinions sont libres; et cette mésaventure, *ce veto* posé d'avance sur un ouvrage utile, qui peut jeter un si grand jour sur le véritable état des choses à cet égard et faire résoudre, tôt ou tard, au profit de l'humanité souffrante la question si inextricable du choléra-morbus et autres, et pour cacher la vérité à qui de droit, n'empêchera pas de continuer une publication, qui peut rendre juge compétent chacun dans sa propre cause, c'est-à-dire, sous le rapport de la conservation de sa vie et de sa santé, contre tout ce qui tend à les détruire de cette manière, d'autant plus qu'aujourd'hui, les sciences naturelles, exactes, et autres, comme on le sait, sont devenues plus populaires, grâce aux progrès de l'enseignement public et de ces sortes de publications à bon marché, qui sont à la portée de chacun.

» Il est alors probable que dans cet état de choses, ceux qui sont menacés de subir à chaque fois les tristes conséquences de ce fléau destructeur, surtout en ce qu'il peut y avoir de factice et d'exagéré, ne se trouveront pas aussi disposés *à en rire* et prendront la chose plus au sérieux. *Rira bien alors, qui rira le dernier !*

» Voilà donc ma réponse à qui de droit; mais ce qui motive aujourd'hui cette publication, c'est que si l'on a beaucoup écrit sur le choléra-morbus, on n'a jamais dit, quelle pouvait être la véritable cause d'une aussi grande mortalité, qu'on y a remarqué à chaque fois, surtout à Paris, ce que chacun voudra probablement savoir, parce qu'il y a intérêt pour s'en préserver; et c'est ce qu'on a toujours attribué au choléra, quand même cela ne lui appartenait pas; ce qui se comprend; car, en présence des faits accomplis et de cette nature, personne ne voulant accepter sa part de responsabilité, on cache donc la vérité; alors les fautes et les erreurs du passé, ne pouvant jamais servir d'enseignement utile pour l'avenir, l'expérience est à recommencer à chaque fois: et l'humanité souffrante ne doit-elle pas en subir les conséquences et en payer les frais?

» D'ailleurs, les faits accomplis, ne prouvent-ils pas encore, que lorsqu'on reconnaît, dans certaines localités, la possibilité d'une plus grande mortalité et que les mauvaises passions en ont besoin pour faire leurs affaires, il leur suffit alors d'une entente quelconque et d'un mot d'ordre pour y voir apparaître le choléra, ou autre, qui peut y exercer ses ravages partout, où il rencontre les conditions favorables à sa reproduction et à son développement épidémique. Cela avait-il lieu en France avant 1832? Et ne doit-il pas en augmenter encore, de beaucoup, le chiffre de cette mortalité prématurée?

» On sait fort bien quelque part, que si, à cet égard, le véritable état des choses était bien connu on n'aurait pas plus peur du choléra, que d'une autre maladie, et que les mauvaises passions qui exploitent cette calamité, comme toute autre chose, ne pourraient plus profiter alors *de l'effroi* qu'elle produit.

» Est-ce là une question scientifique, une question purement médicale? Évidemment, non. *C'est une question de salut public,* qu'il n'est pas possible de résoudre, si on ne la considère pas comme telle; et dans sa complexité, dans l'intérêt de l'humanité et de l'exercice médical, honnête, consciencieux et pratiqué de bonne foi, en présence du charlatanisme sous toutes ses formes, qui l'étouffe.

» Il fallait donc, qu'une malencontreuse publication vînt mettre au jour les mystérieux secrets de ce drame, et révéler ce qu'il est permis d'en dire dans une question de cette nature.

» Suit l'annonce des deux premières livraisons, etc.

» Or, si le public qui peut alors par lui-même connaître le véritable état des choses, y reste indifférent, s'il attend son salut, d'où il ne lui viendra probablement pas de sitôt, n'est-il pas libre d'en subir les conséquences, si cela lui convient? Il n'aura donc pas à s'en plaindre!

» Agréez, etc.   F. »

Est-ce que les faits accomplis relatés dans ledit ouvrage n'en donnent pas les preuves incontestables?

3° Enfin, 3° preuve, en 1860, des mauvaises passions, comme on le voit, se drapant d'un manteau, qui ne devrait pas être le leur, une fois entrées dans cette déplorable voie, pour avoir raison quand même, devaient aller jusqu'au bout et empêcher, à tout prix, que le véritable état des choses à cet égard pût se faire jour. Elles avaient donc cru, *par leur veto du 12 novembre 1860*, etc., avoir tué et enterré ce travail, cette publication, dès ses premiers débuts; mais voilà, qu'en 1863 la 3° et la 4° livraison paraissent sous le même titre, et bientôt après, le reste du 1ᵉʳ volume, et en 1864, le 2° volume dudit ouvrage sous le titre de : *Recherches pratiques sur la mortalité prématurée sous le rapport médical, ou la Vérité sur les causes et les désastres du choléra épidémique et autres maladies*, etc.

Alors, ces mauvaises passions ont-elles reculé devant aucun moyen, même les plus frauduleux, pour continuer jusqu'au bout leurs manœuvres? N'ont-elles pas dit même, qu'on s'arrangerait de manière à ce qu'il n'en fût presque pas vendu, et à l'heure qu'il est, cette menace ne s'est-elle pas confirmée, bien que personne ne veut y avoir pris part? Or, quand on use de tels moyens pour cacher la vérité sur l'état réel des choses, c'est qu'on en a bien peur; c'est qu'on est moralement bien malade.

En voici la preuve dans les feuilles *d'errata* qui ont dû être ajoutées à la fin de chaque volume dudit ouvrage où l'on voit sous le titre :

OBSERVATION IMPORTANTE.

« Après la publication des dix premiers chapitres *un veto* ayant été mis, le 12 novembre 1860, sur cet ouvrage, et des manœuvres plus ou moins ténébreuses ayant eu lieu pour en empêcher la continuation et qu'il fût connu et répandu, ce qui a obligé l'auteur à y joindre un nouveau travail, à en modifier le titre primitif et à des rectifications pour ce qui avait déjà été imprimé.

» Mais comme on a remarqué, après la 3ᵉ et surtout après la 4ᵉ livraison, que des changements encore en petit nombre dans le 1ᵉʳ volume et très-nombreux dans le 2ᵉ volume, y avaient été faits à l'insu de l'auteur, ces changements qu'il ne peut pas accepter, bien qu'ils ne portent, en général, que sur des détails pratiques, étant de nature à modifier et à dénaturer l'ouvrage, etc., ont dû être considérés comme la continuation des manœuvres précitées et exigent les rectifications suivantes. »

« Suivent les rectifications. »

CONCLUSION.

Or, toutes ces manœuvres frauduleuses, malveillantes ont eu pour but et pour résultat d'empêcher la vente dudit ouvrage et de lui laisser atteindre son but utile ; et si l'auteur s'est borné à cette rectification incomplète pour ce qui a été imprimé, au lieu de s'en prendre à l'imprimeur responsable, qui a pu être trompé sur cet acte frauduleux, qui vient évidemment d'autre part ; c'est par respect pour l'institution à laquelle ils appartiennent qu'il a cru devoir éviter le scandale public, qui aurait pu avoir lieu en remontant et en constatant judiciairement la véritable origine de ces actes, qui ne peuvent être qu'individuels, ou de coterie ; mais qui sont aussi honteux qu'indélicats et malveillants, surtout dans une question de cette nature et de cette importance, dont on ne voit que trop la source d'après ce qui s'est déjà passé à cet égard depuis 1832, et quand l'humanité souffrante en attend son salut.

La vérité serait-elle donc étouffée, là même où on l'attend, et d'où elle doit naturellement surgir et se répandre? Cela n'est pas possible! Donc, ce ne peut être là que le fait de quelques mauvaises passions, se couvrant de son manteau pour faire leurs affaires, tout en compromettant l'institution à laquelle ils appartiennent; alors, que l'on avise et qu'on remédie à cet état de choses, scandaleux, déplorable, qui ne devrait pas y avoir lieu, et peut provoquer des soupçons injustes.

Car, si ledit ouvrage précité encore trop peu connu, qui donne les détails, et la preuve du véritable état des choses, et de ce qui s'est passé à cet égard dans les susdites localités depuis 1829, et qui ont pu se répéter ailleurs, répond fidèlement et consciencieusement à son titre, s'il était lu, surtout par ceux qu'on dit incompétents, et à qui on veut le faire croire, et qu'on trompe pour avoir raison quand même; delà, leur indifférence; mais qui dans leur ignorance sous ce rapport, n'en subissent pas moins les tristes conséquences, et n'en payent pas moins les frais au profit de ceux qui exploitent ces sortes de calamités publiques et privées; ce que le bon sens et la bonne foi seuls peuvent comprendre; par exemple : est-ce que les faits accomplis ne prouvent pas que la cherté extraordinaire des vivres et autres objets de première nécessité, pour les masses, ce qui équivaut pour le plus grand nombre à la disette; qu'elle soit accidentelle, factice, ou autrement, en faisant souffrir par des privations ceux qu'elle atteint surtout au profit d'un petit nombre, qui exploite et s'enrichit de ces calamités, ne prépare-t-elle pas à une plus grande mortalité prématurée, peu importe que cette mortalité soit apparente, ou non, continue ou devienne periodique, suivant les occasions, et qu'elle ait lieu sous une forme, ou sous une autre; en définitive, l'effet n'en est-il pas le même? (Voir chapitre xiv, page 293, et autres chapitres, etc.).

Et si l'on tient compte des vicissitudes, des obstacles et des embarras que des recherches et un ouvrage de cette nature ont dû trouver sur leur route de la part des mauvaises passions, plus ou moins intéressées directement ou indirectement à cet état de choses pour cacher la vérité; ne pourrat-on pas alors juger avec connaissance de cause, qui a tort ou raison en disant : *sublatâ causâ tollitur effectus?* C'est pourquoi, ce livre a été frappé d'un tel veto?

Mais dans l'état actuel, en l'absence réelle de foi qui ne se manifeste que trop en certains lieux, ce qui doit causer tant d'embarras, partout où elle fait défaut, si une volonté supérieure, soutenue d'en haut, n'y met pas ordre, où cela peut-il mener ? Dieu le sait.

On usera donc, probablement, pour avoir raison, quand même, du seul remède indiqué, tout en en taisant et en en cachant l'origine, pendant le vivant de qui de droit. Et après, ceux qui l'ont repoussé, qui en ont ri, qui l'ont étouflé, autant qu'ils l'ont pu, prétendront-ils audacieusement, peut-être un jour, l'avoir eux-mêmes découvert, et en réclameront-ils l'honneur et le profit? *Audaces fortuna juvat.* N'est-ce pas ce qu'avait prévu le baron Desgenettes?

Car, comment, jusqu'ici, a-t-on traité ceux qui, depuis 1832, se trouvant dans le vrai, ont cru devoir persévérer à vouloir réduire ce fléau à son minimum d'effet possible : n'est-ce pas comme de vrais parias, comme des délateurs? Ne les a-t-on pas étouffés, épuisés, chassés des emplois publics, ruinés, etc.? Et la plupart ne sont-ils pas morts à la peine, sous les étreintes des intérêts contraires et du charlatanisme? Les preuves en manquent-elles? Or, quand le besoin d'argent et le charlatanisme touchent à leur apogée, est-ce que la sympathie, les récompenses arrivent jusqu'à ceux qui humblement se sacrifient pour sauver et prolonger la vie et la santé de leurs semblables? Ne vont-elles plutôt à ceux qui en détruisent le plus, mais néanmoins sans crime apparent ou reconnu? Aussi peut-on s'étonner si l'on rencontre tant d'égoïsme, de charlatanisme et de dévouement seulement apparent, mais si peu de dévouement sincère et persévérant de nos jours?

On sait fort bien en certains lieux, que si le véritable état des choses était connu, que si l'opinion publique, qui tend par la force même des choses à s'éclairer, et à se moraliser de plus en plus et plus généralement, en était informée et convaincue, ces redoutables fléaux, qui à notre époque nous arrivent périodiquement, à chaque occasion, sous cette forme, ou sous une autre, pourraient bien avoir fini leur temps, en France et en bien d'autres lieux, du moins, en ce qu'ils peuvent avoir de factice et d'exagéré, au profit des mauvaises passions, quelles qu'elles soient. Il faut donc empêcher, dit-on, le public d'avoir connaissance du véritable état des choses, cacher la lumière pour avoir raison quand même. N'est-ce pas ce qu'on a fait?

Et pour preuve, comme on l'a vu, chap. XV et autres, ôtez donc à ces calamités publiques et privées, ce qui leur est naturellement étranger, ne redeviennent-elles pas alors par elles-mêmes presque insignifiantes? Elles ne sont donc que ce qu'on les fait.

Mais le veut-on? Voilà la question. Si on le veut réellement, qu'on le prouve donc par le fait? Et on le croira. Il suffit pour cela, selon nous, que les ministres compétents ordonnent sérieusement à qui de droit, puisqu'ils en ont depuis longtemps les éléments nécessaires, *de mettre sérieusement à l'ordre du jour et de résoudre la question à ce point de vue humanitaire.* Et qu'on y donne toute la publicité voulue, pour qu'on ne puisse rien cacher, et alors cette question sera bientôt résolue à la stupéfaction des mauvaises passions, quelles qu'elles soient, qui seules en profitent.

Pourquoi donc ne le fait-on pas?

Que le choléra ne soit *plus constaté, surtout officiellement,* ce fléau redeviendra évidemment, à peu près, ce qu'il était pour nous avant 1830. Il n'en sera bientôt plus question; il se réduira alors, au moins pour nous, comme autrefois, à des cas de choléra-morbus sporadiques, ou isolés, d'agonies plus ou moins cholériformes, d'apoplexies cholériformes, d'indigestions cholériformes, et d'empoisonnements miasmatiques ou autres, etc., ce qu'on a remarqué en tous temps et en tous lieux, mais qui ne deviennent pas épidémiques, quand ils n'y trouvent pas leur foyer habituel qui n'existe pas partout, ou qu'on ne leur fournit pas les moyens de le devenir. Voilà donc ce que constatent les faits accomplis; ce que prouvent ces recherches et ce livre qui les résume; et on comprend alors pourquoi les mauvaises passions, qui ont besoin de ces calamités publiques et privées pour arriver à leurs fins, *y ont mis leur veto :* raison de plus pour qu'on veuille le lire et s'en préserver. *Sublatâ causâ, tollitur effectus.*

D'ailleurs acheter son livre et en prendre connaissance,

n'est-ce pas montrer de la sympathie pour son auteur et le ré-
compenser de ses travaux, de son dévouement et des sacri-
fices qu'il a dû faire pour faire triompher la vérité en dépit
des mauvaises passions dont les efforts réunis depuis 1832
n'ont pu aboutir, dans ce cas, qu'à prouver leur impuis-
sance, d'empêcher la vérité de se faire jour; car, à notre
époque, on ne devient pas riche à ce métier-là. Ce qui
arrive pour les œuvres que bénit la Providence, et qu'elle
mène à bonne fin quand dans sa miséricorde elle veut soustraire la France à ces fléaux, au moins en ce qu'ils peuvent
avoir de factice et d'exagéré, ce qui peut en décupler les
désastreux effets.

FREMAUX,
Docteur-médecin, rue de Grenelle-Saint-Germain, 121 *bis*.

SAINT-CLOUD. — IMPRIMERIE DE Mme Ve BELIN.

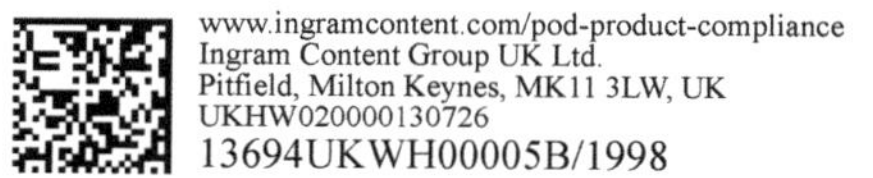

9 782013 552165